NOTICE

SUR

UNE ÉPIDÉMIE DE FIÈVRE TYPHOÏDE

OBSERVÉE

A PONT-SAINTE-MAXENCE (OISE)

PENDANT L'ANNÉE 1884

PAR

Le Docteur Félix GAURON

Médecin de l'Hôpital; Médecin cantonal des Épidémies; Membre correspondant de la Société de Médecine de Paris.

ANGERS

IMPRIMERIE LACHÈSE ET DOLBEAU

4, Chaussée Saint-Pierre, 4

—

1886

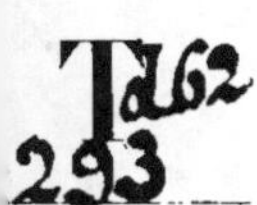

NOTICE

SUR

UNE ÉPIDÉMIE DE FIÈVRE TYPHOÏDE

OBSERVÉE

À PONT-SAINTE-MAXENCE (OISE)

PENDANT L'ANNÉE 1884

PAR

Le Docteur Félix GAURON

Médecin de l'Hôpital; Médecin cantonal des Épidémies; Membre correspondant de la Société de Médecine de Paris.

ANGERS

IMPRIMERIE LACHÈSE ET DOLBEAU

4, Chaussée Saint-Pierre, 4

1886

L'accroissement rapide de la mortalité causée par la fièvre typhoïde depuis quelques années, alors que les modes de traitements actuels paraissent supérieurs aux anciens est l'objet constant de la sollicitude et des recherches des médecins. Tous ceux qui se sont trouvés aux prises avec cette redoutable maladie qui revêt des formes si différentes, depuis le typhus ambulant jusqu'aux manifestations les plus terribles du poison typhoïde, se sont demandés maintes fois, d'où pouvait venir cette recrudescence.

Aussi leurs études se sont-elles surtout portées sur l'étiologie. Il est évident en effet, que si nous parvenons à découvrir les causes de la dothienenterie, l'étude des moyens prophylactiques à employer sera considérablement facilitée et que l'on pourra, connaissant la cause morbigène, en combattre plus efficacement les effets.

Actuellement presque tous les médecins admettent que la fièvre typhoïde se propage exclusivement par les eaux potables. Ils ne diffèrent d'opinion que sur l'agent d'infection de ces eaux. Pour les uns, il consiste simplement en matières animales en voie de décomposition putride, que l'élément qui va subir l'altération provienne ou non d'un typhique. Dans cette hypothèse, les déjections de malades atteints de dothienenterie n'agissent que comme toute autre matière animale qui va se putréfier.

Pour les autres, le poison typhique provient toujours d'un typhique. L'eau potable pour être altérée et produire la fièvre typhoïde doit être souillée par des déjections de malades atteints de dothienenterie.

Nous n'avons pas l'intention de nous étendre longuement sur ces différentes théories, ne nous sentant pas encore de taille à lutter contre les hommes éminents qui s'en sont fait les défenseurs. Nous voulons simplement relater scrupuleusement les phénomènes que nous avons vus se dérouler pendant quelques mois, phénomènes qui nous ont si vivement frappés, que nous n'avons pu nous empêcher de les collationner, et d'en présenter un faisceau compact, dans l'espoir que nos observations serviront de point d'appui, à ceux qui comme nous pensent que la fièvre typhoïde se propage presque toujours d'une façon identique, si l'on veut bien chercher un peu et remonter aux causes. Ce qu'il y a de séduisant dans notre manière de voir, c'est qu'en plaçant comme nous la cause de la dothenenterie dans la contamination des eaux potables par des matières thypoïdes, émanant de sujets atteints de fièvre typhoïde bien constatée, nous pouvons arriver à nous mettre souvent à l'abri d'une épidémie qui peut dégénérer pour un pays en un véritbble désastre. Pour cela, il faut procéder comme nous l'avons fait.

1° Rechercher d'où provient l'eau dont se servent les individus contaminés ;

2° Rechercher si cette eau pouvait être contaminée.

Il faut avouer que cette recherche est souvent difficile. Si nous pouvons savoir facilement d'où vient l'eau dont on se sert dans tel ou tel quartier d'une ville, il est plus délicat de trouver quel est l'agent qui a pu infecter cette eau.

Nous retrouvons plusieurs histoires d'épidémies de fièvre typhoïde qui se sont déclarées de la sorte. Nous pouvons citer pour mémoire : 1° les épidémies de Soleure 1865 et de Lausen 1872 et enfin celle d'Auxerre 1882, racontée d'une façon si remarquable par notre distingué confrère Dionis des Carrières et plusieurs autres qui sont citées dans l'article remarquable de la fièvre typhoïde du dictionnaire Jaccoud, et que nous ne pouvons reproduire ici.

Dans tous ces cas, on a signalé l'impureté des eaux ; mais le vrai contage n'a pas toujours été bien saisi. Pourtant on peut déjà voir par tous ces exemples, que l'eau a bien été le véhicule du poison.

Nous arrêtons là notre historique et l'exposé des divers systèmes, entre lesquels, nous étions hésitants comme beaucoup de nos confrères, pour laisser la parole aux faits que nous avons été à même d'observer du mois de mai au mois d'octobre 1884.

Pont-Saint-Maxence (Oise) est une petite ville de 2,300 habitants environ, située sur les bords de l'Oise qui la partage en deux parties inégales et aux pieds de collines assez élevées couronnées par les futaies de la forêt d'Hallate. Elle est desservie par le chemin de fer du Nord, et distante de 62 kilomètres de Paris.

La ville se compose : 1° d'une grande rue, appelée rue Neuve et qui n'est autre que la route nationale qui va de Paris en Flandre. Cette rue a environ deux kilomètres de long. Parallèlement et exactement adossée à cette rue se trouve sur un parcours d'environ un kilomètre, une autre rue appelée rue de la Ville, sur une longueur d'environ 300 mètres, c'est la rue commerçante, puis le faubourg de Cavillé sur le reste du parcours ; c'est le quartier ouvrier. Différentes petites rues partent de ces deux grandes artères pour former un tout assez compact.

Nous devons ajouter que le climat de Pont-Saint-Maxence est doux, que le pays est en général aisé, que l'hygiène est assez bien observée, qu'il n'y a point de maladies prédominantes, que toutes les maladies que l'on y observe sont celles que l'on rencontre partout.

Ceci posé, voici quelle fut la marche de l'épidémie que nous avons à raconter.

Le 1er septembre 1884 après quelques cas de fièvre typhoïde que nous avions eu à traiter en ville, Monsieur C***, demeurant rue Neuve, est pris des premiers symptômes d'une dothienenterie. Les quelques cas que nous avions observés depuis peu de temps, nous avaient déjà frappés et dans la crainte d'une épidémie, nous fîmes le même jour éloigner la sœur de Monsieur C*** jeune fille de 14 ans ; qui s'en alla quelques maisons plus loin. Le même jour, à quelques pas de la demeure de Monsieur C*** une jeune fille de 20 ans, Mademoiselle P***, était prise des mêmes symptômes. Le lendemain Mademoiselle C*** était prise des mêmes symptômes que son frère.

Le 5 septembre une autre jeune fille, de 15 à 16 ans, Mademoiselle L***, habitant une ou deux maisons plus loin, présentait également les mêmes symptômes.

A ce moment, nos doutes des premiers jours étaient dissipés et nous étions sûrs de nous trouver en présences de fièvres typhoïdes.

Le 9 septembre, Madame B***, 40 ans environ, demeurant en face des maisons précédentes, était prise à son tour, ainsi qu'un enfant de 10 à 11 ans toujours au même endroit.

Le 12 un jeune homme de 17 ans, le nommé T***, contractait la maladie, toujours dans le même quartier.

Le 21 septembre le nommé Ch***, enfant de 5 à 6 ans, tombait malade de la même maladie, le frère du précédent deux ou trois jours plus tard, un autre enfant de 7 à 8 ans, et le père âgé d'une trentaine d'années tombaient malades dans la même maison.

Nous avions donc dix cas en trois semaines. Ces dix cas se sont trouvés localisés dans la rue Neuve sur une distance de 50 à 100 mètres et toutes les maisons sauf deux ou trois furent visitées par le fléau. Toutes ces fièvres sauf une se trouvaient du même côté de la rue. Ce fait qui peut paraître curieux, tient à ce que du côté opposé de la rue se trouve une grande tannerie qui tient presque toute la longueur de cet endroit de la rue, ce qui fait qu'il y a beaucoup moins d'habitants de ce côté-ci de la rue. Pendant ce temps, ou a quelque temps de là, deux autres foyers se déclaraient aux deux extrémités de cette rue, d'un côté, dans une maison, il y avait trois typhiques, de l'autre deux dans la même maison et un dans deux maisons voisines. Enfin plusieurs cas se produisaient encore en ville et chose bizarre toujours dans la même rue. J'évalue à 40 cas environ le nombre des personnes atteintes. Ce chiffre est assez fort pour la population et l'on voudra bien remarquer qu'il augmente encore beaucoup, si l'on tient compte que la maladie n'a sévi que dans un quartier de la ville, et que ce quartier ne contient certainement pas le quart de la population. Cette rue est habitée par des propriétaires qui occupent à eux seuls une maison, elle est large, aérée et ses habitants ont en général une situation qui leur permet de se conformer à une hygiène satisfaisante.

Nous ferons remarquer en outre que le quartier ouvrier, composé de maisons basses et malsaines, habité par une population pauvre et peu habituée à se conformer aux prescriptions hygiéniques les plus élémentaires, se trouve exactement adossé au foyer principal de la rue Neuve et que pas un cas ne s'est déclaré dans le quartier.

Pour nous rendre compte de la population des gens atteints nous avons consulté la liste des habitants de Pont, liste dressée au dénombrement de 1881. D'après ce document officiel, sans tenir compte des changements survenus dans la population, depuis l'époque où le recensement a été fait, jusqu'au mois de septembre 1884, changements du reste peu importants, nous trouvons une population totale de 2,360 habitants. Sur ce chiffre, la rue Neuve, où se sont déclarés presque tous les cas de fièvre typhoïde est portée comme ayant une population de 443 habitants. Enfin, si nous prenons la partie de la rue Neuve qui a été atteinte, nous trouvons qu'il y a à droite 23 habitants, à gauche 43; total : 66 habitants. Sur ce chiffre il y a 13 habitants au-dessus de 40 à droite.

18 habitants au-dessus de 40 ans à gauche.

Total : 31 habitants au-dessus de 40 ans, c'est-à-dire peu susceptibles de contracter la fièvre typhoïde.

Reste donc 35 sujets capables de contracter cette maladie. Or nous avons vu que sur ce chiffre 10 avaient été atteints. En négligeant les jeunes enfants ainsi que les adultes qui avaient déjà pu être contaminés, il nous reste encore une forte moyenne. Nous devons tenir encore compte de ce que, quelques personnes pouvaient se fournir de l'eau à une fontaine voisine qui ne nous a pas paru contaminée et dont ils étaient plus près.

Nous dirons peu de choses sur la forme, la marche et le traitement de la maladie, notre but n'étant point de faire une étude sur la fièvre typhoïde.

Il y eut trois décès, dont deux survenus chez des sujets misérables et qui succombèrent à des accidents ataxo-adynamiques. La forme qui domina fut la forme thoracique. Il y eut trois cas d'hémorrhagies intestinales qui se terminèrent heureusement.

La maladie a du reste suivi partout sa marche ordinaire et la fièvre tombait complètement de la troisième à la quatrième semaine.

Quant au traitement, il fut celui employé ordinairement de nos jours, un purgatif au début (à ce propos, je ferai remarquer ce qu'on a déjà reconnu, que le calomel ne possède point l'action abortive que lui ont attribué les Allemands), puis en première ligne les toniques représentés surtout par l'extrait de quinquina qui m'a paru un remède excellent, le sulfate de quinine à la dose de 0,75 centig. à 1 g. 50 suivant les cas, combiné dans les cas de forte fièvre avec le salicylate de soude à la dose de 2 à 4 grammes et l'acide salicylique à la dose de 1 à 2 grammes et les lavements phéniqués. Puis les médicaments employés d'habitude pour combattre les complications et le délire. J'ajouterai que toutes les selles étaient désinfectées au moyen d'une solution de sulfate de cuivre avant d'être jetées dans les fosses d'aisances.

A propos du salicylate de soude et de l'acide salicylique, je ferai remarquer que je préfère comme antithermique l'acide salicylique au salicylate de soude. Le premier m'a toujours donné de meilleurs résultats que le second.

A cette époque, on ne parlait pas encore de l'antipyrine; maintenant que tous les pharmaciens en sont pourvus, je me demande si je m'en servirais souvent. Je craindrais que les sueurs, le collapsus, que l'on observe après son administration, ne soient funestes dans une maladie ou la dépression des forces est déjà si grande et qui a besoin plutôt de toniques que de médicaments débilitants ; mais je ne veux point faire ici le procès d'un médicament encore trop nouveau et qui paraît si précieux dans certains cas. Du reste je sortirais du cadre que je me suis tracé.

A la suite de l'explosion de cette épidémie et dans l'espace d'un mois ou deux, se produisirent une trentaine de cas dans la même rue, et surtout comme nous l'avons dit aux deux extrémités, et quelques cas dans une commune voisine et qui se trouve sur le prolongement de la même rue à 1 ou 2 kilomètres environ. Cette localisation de l'épidémie ne manqua pas d'attirer notre attention, et nous recherchâmes les causes qui avaient pu produire ce foyer intense, qui en quelques jours s'était implanté dans un groupe de maisons dans lesquels ont comptait dix typhiques. Notre première idée fut de nous occuper de l'eau dont se servaient les habitants de ce quartier.

Tous nous dirent qu'ils buvaient de l'eau d'une source publique, dite fontaine des Cornes, et ou ils allaient puiser avec un vase quelconque, l'eau nécessaire à leur alimentation. Quelques u s qui se trouvaient plus près d'une autre fontaine, et qui furent atteints avaient envoyé chercher de l'eau à la source des Cornes à cause de sa plus grande fraîcheur.

Nous avions donc trouvé un point. Tous nos malades avaient bu d'une même eau. Il nous restait donc à voir si cette eau avait été contaminée, comment et par qui elle avait pu l'être. Nous prîmes de cette eau qui était très limpide. Au bout d'un temps assez long, elle était aussi claire qu'au premier jour. Rien d'extraordinaire dans sa composition ne nous a frappé. Elle était très agréable à boire.

Cependant un fait nous frappa immédiatement. Cette source qui est à ciel ouvert, et protégée seulement par une sorte de petite bâtisse en maçonnerie qui l'enserre dans un carré dont trois côtés seulement sont fermés, à une profondeur d'environ 1 mètre à 1 mètre 50, une largeur à peu près égale. Son trop plein s'en va dans un ruisseau qui suit la rue neuve jusqu'à la rivière. A un mètre environ se trouve un lavoir public. Entre ce lavoir et la source dont le côté ouvert regarde le lavoir se trouve un petit chemin par lequel on vient pour y puiser de l'eau.

Sur ce chemin les blanchisseuses mettent un tréteau qui leur sert à faire égoutter le linge qu'elles viennent de savonner dans le lavoir. Il s'ensuit donc que l'eau qui sort du linge tout mouillé tombe sur le chemin et de là s'écoule dans la fontaine aussi bien que sur les autres côtés. Cette disposition fut pour nous un trait de lumière. Il suffisait, en effet, que l'on ait lavé dans ce lavoir des linges souillés de déjections typhiques, et l'eau de la source était contaminée. Nous dûmes donc tourner nos recherches de ce côté.

Pour cela il fallait rechercher si antérieurement à l'épidémie dont nous nous occupons, il n'y avait pas eu de fièvre typhoïde dans le pays et si on n'avait pas lavé le linge contaminé dans le lavoir en question. En fouillant nos souvenirs et nos notes voici ce que nous avons trouvé.

Du mois de janvier 1884 au mois d'avril rien. Vers le milieu d'avril on nous appelle pour aller donner nos soins à un jeune homme d'une vingtaine d'années demeurant dans le faubourg de Cavillé, c'est-à-dire dans le quartier énoncé et le plus malsain de la ville. Le jeune homme était malade depuis quelques jours et présentait tous les smptômes d'une fièvre typhoïde à son début. Au bout de quelques jours nos hésitations du début tombaient et notre diagnostic était pleinement justifié. La maladie était bien confirmée et notre malade présenta les symptômes d'une fièvre typhoïde ataxo-adynamique. Son état fut d'une extrême gravité pendant une quinzaine de jours. Bref, il se guérit très bien et il entrait en convalescence au milieu de mai. A ce moment nous nous étions déjà demandé d'où pouvait venir ce cas.

A nos premières questions, on nous apprit que ce jeune homme était arrivé depuis quelques jours en permission et que la fièvre typhoïde sévissait dans le régiment d'où il venait. Il nous dit lui-même qu'il y avait environ 40 hommes atteints au moment de son départ. Sa maladie s'expliquait donc tout naturellement.

J'ai su plus tard que vers le mois de juin ou de juillet, il y avait eu un autre cas de fièvre typoïde, près de la fontaine des Cornes. Or le linge de ces deux malades avait été après leur maladie *lavé dans le lavoir dont nous avons parlé*. De là venait donc la contamination de la source des Cornes. Ces observations que je présentai au conseil d'hygiène que Monsieur le Maire avait réuni d'urgence dès le début de l'epidémie furent acceptées par tous les membres présents et le Conseil demanda à l'administration de mettre la source à l'abri d'une nouvelle souillure, ce qui fut fait. Depuis, l'épidémie n'a pas reparu.

Quant aux autres cas, qui se sont produits sur les autres points de la même rue, nous avons été, dans la recherche de leur étiologie, moins que heureux pour ce premier foyer. Les cas se sont déclarés successivement pendant que les onze premiers cas évoluaient. Il y a un fait certain, c'est que tous ces malades n'ont pas bu de l'eau de la source des Cornes, la ville étant desservie par un assez grand nombre de bornes-fontaines et chacun allant à la plus voisine. Pourtant j'ai retrouvé dans quelques cas une filiation avec le foyer d'origine, ces derniers malades ayant bu chez les premiers de l'eau qui venait probablement de la source contaminée.

On comprend toute la difficulté d'une telle recherche. Monsieur X*** a bien été dîner en ville chez Monsieur Z***, il a bu de l'eau rougie en mangeant mais il n'a pas été demander d'où venait l'eau qu'on lui servait, surtout alors qu'il n'y avait pas trace d'épidémie ; chez d'autres malades, qui n'avaient point eu de relations avec ceux du premier foyer, la recherche de l'étiologie était encore plus difficile.

Cependant un fait m'a frappé. Pourquoi l'épidémie est-elle restée localisée dans la même rue ? alors que les autres rues et surtout le quartier populeux, où s'était déclaré au mois d'avril le premier cas, qui nous a donné l'épidémie de septembre étaient indemnes. Peut-être pourrons-nous en trouver la cause, ou du moins l'une des causes dans ce fait.

Il y a tout le long de la rue Neuve un cours d'eau limpide et clair, qui sert, avons-nous vu, de déversoir à la source des Cornes et sur le parcours duquel se trouvent plusieurs lavoirs dans lesquels ont a lavé du linge taché de déjections de typhiques. Ce ruisseau a donc été infecté. Il a pu se faire que dans certaines maisons, pour éviter d'aller à la fontaine qui était plus loin que notre petite rivière, on soit allé y puiser de l'eau ; mais ce sont des hypothèses, car malgré toutes mes questions, que j'ai dû interrompre brusquement, ayant été forcé de m'éloigner pendant trois mois pour raison de santé, au moment où l'épidémie décroissait, je n'ai pu de ce côté trouver rien de bien précis. A mon retour, on avait oublié ce qu'on avait fait au mois de septembre, et si l'on m'a bien dit qu'en effet on aurait pu se servir de cette eau, on ne m'a rien affirmé. Malgré cela, je reste convaincu que ce ruisseau a du propager l'épidémie, commencée par la contamination de la fontaine des Cornes.

CONCLUSION

Nous avons raconté, aussi brièvement que possible, l'épidémie que nous avons observé l'année dernière, en laissant de côté bien des points intéressants, ne voulant point entrer dans des discussions inutiles, et en insistant tout spécialement sur le point le plus important à notre avis, ce qui nous a décidé à livrer à l'appréciation de nos confrères, les faits que nous avons exposés.

Or, que résulte-t-il de nos recherches ? C'est que le principal foyer de l'épidémie a eu un point de départ bien certain. Il est évident pour nous, et comme nous le croyons pour ceux qui nous liront, que c'est l'eau de la fontaine des Cornes, souillée par les déjections d'un typhique avéré, qui avait lui-même contracté sa maladie dans un régiment où sévissait la dothienentérie, c'est cette eau disons-nous qui a donné certainement cette maladie à ceux qui en ont bu. Et la preuve, c'est que presque tous les sujets en âge de la contracter ont été atteints, alors que les autres quartiers, *sans exception*, et surtout le quartier le plus malsain, adossé, nous l'avons vu, au foyer épidémique, étaient indemnes.

Si la fièvre typhoïde se propageait par des miasmes atmosphériques, ou par des putréfactions quelconques, nous nous demandons comment ce quartier si voisin de l'épidémie (quelques mètres seulement) et qui brille par sa malpropreté, nous nous demandons pourquoi avec de si belles aptitudes, aucun cas ne s'y est déclaré. Mais nous passons, car nous ne voulons point, encore une fois, discuter ces questions si difficiles, et qui ont passionné, il y a si peu de temps l'Académie de médecine.

Toutefois nous relatons ce fait, que dans le cas dont nous venons de parler, la naissance de l'épidémie nous semble bien démontrée.

Quant aux autres cas qui se sont produits sur une étendue de terrain bien plus grande, nous devons être franc et avouer que si nous avons de fortes présomptions pour une propagation analogue, nous n'avons pas une certitude comme pour la première période de l'épidémie. Toutefois nous ferons remarquer que tous les cas à l'exception d'un ou deux qui se sont déclarés dans une rue voisine, à quelques mètres, tous se sont localisés dans la rue neuve, que cette rue a sur son côté un ruisseau d'eau vive, large d'un mètre cinquante environ et peu profond qui reçoit l'eau de la fontaine des Cornes, dans lequel on a lavé du linge souillé de déjections typhiques. Or, si cette eau n'a pas servi à l'alimentation des riverains, elle a du moins servi à d'autres usages, qui pourraient peut-être donner l'explication des faits constatés.

En tous cas, ce ruisseau nous a paru jouer un rôle mystérieux dans la propagation de l'épidémie.

En un mot et pour finir, après avoir exposé des faits qui nous semblent probants, nous nous rangeons sous la bannière de ceux qui pensent que la fièvre typhoïde se propage par l'eau potable souillée par les déjections d'un typhique. Nous croyons que cette condition est indispensable car nous ne comprenons pas très bien une autre mode de propagation quand nous avons vu si nettement l'épidémie éclore et évoluer sous cette influence manifeste.

ANGERS, IMPRIMERIE LACHÈSE ET DOLBEAU

www.ingramcontent.com/pod-product-compliance
Lightning Source LLC
LaVergne TN
LVHW012026170826
845678LV00004BA/1644

* 9 7 8 2 3 2 9 6 3 4 0 7 4 *